NOTICE

SUR UN

NOUVEAU MATELAS

HYDROSTATIQUE

POUR

PRÉVENIR LA GANGRÈNE PAR COMPRESSION

DANS LES MALADIES CHRONIQUES

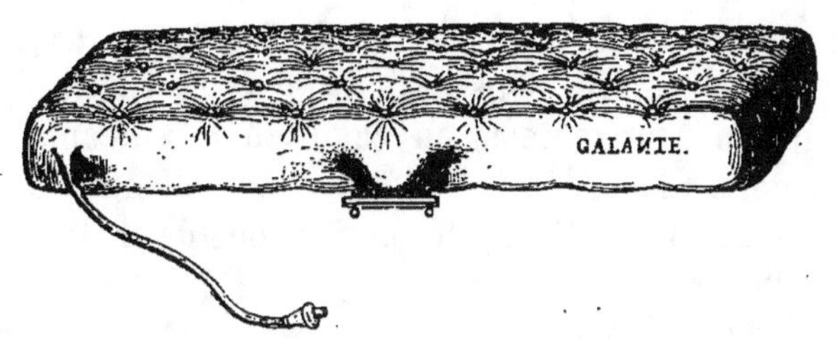

PARIS

H. GALANTE ET Cie

Fabricants d'instruments de chirurgie,

28, PLACE DAUPHINE.

1863

NOTICE

SUR UN

NOUVEAU MATELAS HYDROSTATIQUE

POUR

PRÉVENIR LA GANGRÈNE PAR COMPRESSION

DANS LES MALADIES CHRONIQUES

Les lecteurs du *Bulletin général de Thérapeutique* ont pu voir, l'année dernière, dans ce journal (vol. LXII, p. 334), la description d'un matelas en caoutchouc vulcanisé, présenté par nous à l'Académie impériale de médecine de Paris, et construit par nous, d'après les indications de M. le docteur Demarquay.

Nous désirons appeler l'attention des médecins sur les applications de cet appareil nouveau, destiné à rendre d'immenses services dans le traitement des maladies chroniques, et principalement de celles qui, nécessitant un séjour prolongé au lit, exposent les malades à des affections gangréneuses du siége et des saillies osseuses en général. Mais, avant de signaler ces applications, nous allons reprendre la description du matelas afin de pouvoir le mettre en parallèle, et démontrer sa supériorité sur un autre lit hydrostatique également fort ingénieux, mais d'un emploi difficile et incommode, nous voulons parler du lit du docteur Arnott, de Londres.

Or, le matelas qu'expérimente depuis deux ans le chirurgien de la maison municipale de santé se compose de deux lames de caoutchouc soudées l'une à l'autre, et offrant 80 centimètres de long sur 70 centimètres de large ; il se remplit d'eau froide ou chaude, selon le but que l'on veut atteindre, et, lorsqu'il est distendu par le liquide, offre environ 1 décimètre d'épaisseur. Sa capacité est de 25 à 26 litres, son poids de 27 à 28 kilogrammes. L'eau y est introduite au moyen d'un entonnoir par le tube c que le matelas présente à un de ses angles et fermé par un bouchon b en cuivre qui se trouve à son extrémité.

Enfin, l'une et l'autre face offrent trois rangées de capitons, partie indispensable de l'appareil et sans laquelle il prendrait une forme globuleuse qui rendrait son usage impossible.

Tel est l'instrument dans sa forme la plus simple, celle sous laquelle il a été employé jusqu'à ce jour ; mais une modifi-

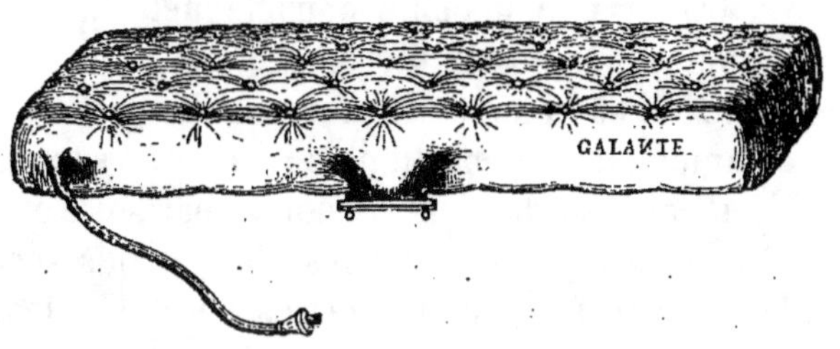

cation heureuse vient d'y être apportée tout récemment, principalement pour les gâteux, c'est une ouverture circulaire d'environ 1 décimètre de diamètre, placée au centre du matelas ; on en comprend facilement l'utilité, c'est de permettre aux liquides de s'écouler et par suite de ne point rester en contact avec les malades.

L'appareil, étant rempli d'eau, se place sur un lit ordinaire, puis on le recouvre d'une alèze. Lorsqu'on s'y allonge, on éprouve une sensation particulière, moelleuse, fort agréable, difficile à rendre par des mots et dont on ne peut avoir une idée bien précise qu'après l'avoir éprouvée soi-même. Le corps, flottant, pour ainsi dire, peut se retourner avec la plus grande facilité; le moindre effort suffit, tant on est aidé par la masse liquide.

L'eau, que l'on y introduit chaude, se conserve à la même température pendant fort longtemps, un mois, six semaines, sans que celle-ci baisse, ainsi que nous avons été à même de le constater par l'expérience; il se passe entre le malade et le liquide un échange continuel de calorique. Quant à celle que l'on y introduit froide, elle se réchauffe au bout de quelques jours; mais ce n'est là qu'un bien léger inconvénient, l'appareil pouvant être vidé et rempli de nouveau en quelques minutes.

On comprend tout le parti que la thérapeutique peut tirer d'un pareil instrument. A-t-on, par exemple, à traiter une inflammation violente, dans laquelle la chaleur excessive est le principal élément de douleur, comme les vastes brûlures de la partie postérieure du tronc, le matelas rempli d'eau froide adoucira beaucoup les souffrances; a-t-on au contraire à traiter une maladie dans laquelle il existe un froid continuel et l'impossibilité de réchauffer les malades, le matelas plein d'eau chaude sera de la plus grande utilité.

Mais, comme nous l'avons dit plus haut, c'est surtout pour soustraire les parties à la compression et par suite à la gangrène que le matelas d'eau rend les plus grands services : sous l'influence de son emploi, les eschares se cicatrisent rapidement, quelle que soit leur profondeur ou leur étendue. Que se passe-t-il, en effet, lorsque l'homme est couché sur un lit ordinaire? Les parties qui appuient sur les matelas sont : les talons, le sacrum, les coudes, les épaules et la nuque, qui supportent à elles seules tout le poids du corps; il en résulte au bout de quelque temps, chez le malade qui ne peut se retourner, un arrêt de la circulation capillaire, et par suite des eschares de ces parties. Au contraire, chez celui qui est couché sur un lit d'eau, les parties saillantes, enfonçant dans le liquide, le refoulent vers celles qui n'appuient pas d'ordinaire, les soutiennent, de telle sorte que le poids du corps se répartissant sur une plus grande surface, la pression sur chaque point est moindre, et par suite la circulation capillaire se fait avec plus de facilité. De plus, l'homme placé sur le matelas d'eau, perdant de son poids un poids égal à celui du liquide qu'il déplace, trouve sur cet appareil une force nouvelle qui lui permet de se retourner avec facilité.

D'ailleurs, le meilleur argument qui plaide en faveur de cette invention, comme de toute autre, c'est l'enthousiasme avec lequel les malades en parlent, et la difficulté que l'on éprouve à leur enlever l'appareil, quand leurs eschares sont cicatrisées.

Quelques mots maintenant sur le lit d'Arnott. — Employé depuis une dizaine d'années dans les hôpitaux d'Angleterre, il se compose d'une caisse à eau, recouverte d'une large toile imperméable sur laquelle le corps flotte et se trouve par conséquent à l'abri de toute pression inégale sur les parties postérieures du tronc. — La première et principale condition du matelas nouveau, *prévenir la compression*, s'y trouve donc remplie, mais il présente un grand inconvénient, c'est que le malade y enfonce assez pour que les parois latérales de la poitrine soient comprimées par le liquide, ce qui nuit considérablement à la dilatation dans l'inspiration. De plus, le lit d'Arnott est fort lourd, il exige une grande quantité d'eau chaude et par suite de combustible; il se déplace difficilement; en un mot, c'est une véritable machine, coûtant un prix très-élevé et présentant plusieurs inconvénients que nous ne retrouvons point dans le matelas hydrostatique de M. le docteur Demarquay.

A l'appui de ce que nous avançons, nous allons donner les observations recueillies dans les différents hôpitaux de Paris, et publiées par les divers journaux de médecine.

OBSERVATIONS RECUEILLIES PAR M. COSMAO-DUMENEZ

A la Maison municipale de Santé de Paris, dans le service de M. le docteur Demarquay, et publiées dans le Bulletin général de Thérapeutique, vol. LXII, page 334.

Obs. I. M***, âgé de soixante-dix-neuf ans, entra le 23 février 1862 à la maison municipale de santé avec une fracture du col du fémur du côté gauche. Ce vieillard souffrait horriblement, il lui était impossible de se tourner dans son lit. Au bout de quelques jours il présentait au sacrum une eschare profonde et de la largeur de la main. On le plaça sur le matelas d'eau dans les premiers jours de mars, ses souffrances cessèrent presque immédiatement, il se tourna de côté et d'autre avec facilité. Au bout de huit jours son eschare était guérie, et sept semaines après son entrée à l'hôpital, il en sortit, marchant avec des béquilles.

Obs. II. Mademoiselle B***, âgée de quatre-vingt-trois ans, entra le 23 mai 1862 à la maison municipale de santé avec une fracture du col du fémur du côté gauche, datant de quelques jours. Il existait chez elle une vaste eschare au sacrum ; on la plaça immédiatement sur le matelas d'eau ; elle sortit le 6 juin, non guérie de sa fracture, mais avec le siége en parfait état.

Obs. III. M. J***, âgé de quatre-vingt-deux ans, entra le 14 juillet 1862 à la maison de santé avec une fracture par pénétration du col du fémur gauche, datant de huit jours. Ce vieillard souffrait beaucoup, ne dormait pas, ne mangeait plus, avait la fièvre, présentait en un mot un état fort mauvais ; de plus il avait le siége fortement excorié. On le plaça le 16 juillet sur le matelas d'eau ; la douleur disparut, le sommeil et l'appétit revinrent. Le 21 juillet, l'appareil se rompit, au grand désespoir du malade, dont le sacrum était déjà revenu à son état normal. Le 23 juillet les souffrances ayant reparu avec une grande intensité, le malade est remis sur le matelas. Aujourd'hui, 24 août, l'état local et l'état général sont très-satisfaisants ; M. J*** se lève et marche avec des béquilles.

On sait combien est grave la fracture du col du fémur, surtout à un âge aussi avancé. Je crois donc ne pas être dans l'erreur en disant qu'il est infiniment probable que ces malades eussent succombé sans le coussin hydrostatique en question. Son heureuse influence est, d'ailleurs, d'autant mieux démontrée dans ces trois cas, que les malades offraient déjà des eschares au moment où ils y ont été placés. — L'observation suivante est encore plus concluante : il s'agit d'un homme atteint de paraplégie par suite de compression de la moelle dans sa partie cervicale.

Obs. IV. Le nommé L***, âgé de quarante-deux ans, entra le 9 avril 1862 à la maison de santé, avec une luxation et probablement une fracture de la quatrième ou de la cinquième vertèbre cervicale. Il était atteint d'une paralysie complète des membres supérieurs et inférieurs ; la défécation était très-difficile et n'avait lieu que sous l'influence de lavements et de purgatifs ; la miction était complétement impossible, la respiration purement diaphragmatique. On le plaça immédiatement sur le matelas plein d'eau à 28 degrés environ. — Le 23 avril, cet homme, qui jusqu'alors n'avait pu exécuter un seul mouvement, commença à se tourner de côté et d'autre ; on put s'assurer alors qu'il n'offrait pas même la moindre rougeur au sacrum. Le 12 mai, les mouvements des membres commençant à se rétablir, et le malade pouvant se lever dans un fauteuil, on lui enleva le matelas et on le fit coucher sur un lit ordinaire. Le 13 mai, c'est-à-dire vingt-quatre heures après la suppression de l'appareil, des douleurs se firent sentir au siége, la peau était déjà très-rouge ; on rendit l'instrument au blessé, douleur et rougeur avaient entièrement disparu le 15 mai. Depuis, le malade a été couché sur le lit d'eau jusqu'au 15 juillet, époque à laquelle il marchait appuyé sur le bras d'une autre personne, et descendait au jardin. Il est sorti le 4 août, sinon complétement guéri de sa paralysie, du moins dans un état très-satisfaisant. Ce fait est, sans contredit, celui qui nous a le plus frappé, ainsi que les médecins qui ont vu le malade. S'il existe, en effet, quelques rares guérisons de fractures ou de luxations de la colonne vertébrale dans sa portion cervicale, je ne sache pas qu'il y ait eu de ces guérisons sans que les malades aient été atteints d'eschares. M. le docteur Demarquay a constamment vu cette fâcheuse complication, et les auteurs sont unanimes sur ce point. Ainsi, MM. Bérard et

Denonvilliers s'expriment en ces termes : « Nous avons observé plusieurs cas de fractures ou de luxations des vertèbres cervicales avec compression ou contusion de la moelle épinière, et chaque fois les malades frappés de paraplégie, qui ont échappé aux premiers accidents, ont été emporté du quinzième au trentième jour, par suite de la gangrène qui s'est développée dans tous les points saillants du corps (1). »

Je bornerai mes citations à ces quelques cas de guérison ; il me serait cependant facile d'en énumérer beaucoup d'autres. Ainsi, je me souviens d'un homme atteint de phthisie pulmonaire, ayant des eschares aux deux trochanters et au sacrum, qui fut placé sur le matelas d'eau ; quatre jours après il mourut, ses eschares étaient presque complétement guéries. — Mais je pense que les quelques faits que j'ai énumérés suffiront à tout lecteur consciencieux pour démontrer l'heureuse influence du matelas d'eau contre la gangrène par compression.

EXTRAIT DE LA GAZETTE DES HOPITAUX

No 13 du samedi 31 janvier 1863.

DES MATELAS D'EAU COMME MOYEN DE PRÉVENIR ET DE COMBATTRE LES ESCHARES GANGRÉNEUSES.

On se rappelle peut-être que lors de l'Exposition universelle en France, en 1855, le docteur Arnott (de Londres) avait exposé un lit hydrostatique, ou lit d'eau, destiné à tenir les malades suspendus et comme flottants sur cet appui liquide, dans le but de prévenir les accidents qui résultent de la compression produite par les appuis solides. Cet appareil fut trouvé, à cette époque, fort ingénieux ; mais l'élévation de son prix et les difficultés que présentait son usage à quelques égards ne lui ont pas permis d'en-

(1) *Compendium de chirurgie pratique*, t. I, p. 242.

trer dans la pratique, du moins dans notre pays. Il fallait trouver le moyen de remplir le même but à moins de frais, et d'une manière plus simple et plus commode. C'est ce qu'a fait depuis, à la demande et sur les indications de M. le docteur Demarquay, M. Galante, à qui la chirurgie est déjà redevable de tant d'ingénieuses inventions en ce genre.

Après avoir donné la description du matelas, M. le docteur Brochin s'exprime ainsi :

Voilà deux ans environ que cet appareil a été expérimenté dans le service de M. Demarquay, d'abord à la Maison municipale de santé, où nous avons eu l'occasion d'en apprécier les résultats ; puis à l'Hôtel-Dieu, dans le service de M. le professeur Trousseau, et dans le service de M. Desormaux, à l'hôpital Necker, où il a tout récemment fixé de nouveau notre attention. Nous avions désiré, avant d'en entretenir nos lecteurs, posséder des éléments d'appréciation suffisants.

Nous n'hésitons pas aujourd'hui, que l'expérience a parlé et que des résultats identiques ont été constatés dans plusieurs services, à les signaler à leur attention.

Dans une notice publiée récemment dans le *Bulletin de thérapeutique*, M. Cosmao-Dumenez exposait en ces termes le résumé succinct de quelques faits recueillis dans le service de M. Demarquay à la Maison municipale de santé.

Un vieillard de soixante-dix-neuf ans, entré pour une fracture du col du fémur, présentait au bout de quelques jours au sacrum une eschare profonde et de la largeur de la main ; il souffrait horriblement et il lui était impossible de se tourner dans son lit. On le plaça sur un matelas d'eau, ses souffrances cessèrent presque immédiatement, et il se tourna de côté et d'autre avec facilité. Au bout de huit jours son eschare était guérie, et sept semaines après son entrée à l'hôpital, il en sortit marchant avec des béquilles.

Un vieillard de quatre-vingt-deux ans entre le 14 juillet dernier à la maison de santé avec une fracture par pénétration du col du fémur gauche, datant de huit jours. Ce vieillard souffrait beaucoup, ne dormait pas, ne mangeait plus, avait de la fièvre ; de plus il avait le siége fortement excorié.

On le plaça le 16 juillet sur le matelas d'eau : la douleur disparut, le sommeil et l'appétit revinrent.

Le 24 août, l'état local et général était très-satisfaisant.

Voici le fait qui a le plus frappé M. Demarquay, ainsi que les médecins et élèves qui en ont été témoins :

Un homme de quarante-deux ans entra le 9 avril dernier à la Maison municipale de santé avec une luxation et probablement une fracture de la quatrième ou de la cinquième vertèbre cervicale. Il était atteint d'une paralysie complète des membres supérieurs et inférieurs ; la défécation était très-difficile et n'avait lieu que sous l'influence de lavements et de purgatifs ; la miction était complétement impossible ; la respiration purement diaphragmatique. On le plaça immédiatement sur le matelas plein d'eau à 28 degrés environ.

Le 23 avril, cet homme, qui jusqu'alors n'avait pu exécuter un seul mouvement, commença à se tourner de côté et d'autre ; on put s'assurer alors qu'il n'offrait pas la moindre rougeur au sacrum.

Le 12 mai, les mouvements des membres commençant à se rétablir et le malade pouvant se lever dans un fauteuil, on lui enleva le matelas et on le fit coucher sur un lit ordinaire. Dès le lendemain, des douleurs se firent sentir au siége : la peau était déjà très-rouge ; on rendit au blessé le matelas d'eau : douleur et rougeur avaient disparu entièrement le 15 mai. Il est resté couché sur le lit d'eau jusqu'au 15 juillet, époque à laquelle il marchait appuyé sur un bras.

Voici maintenant la relation de quelques faits recueillis dans le service de M. Desormeaux :

Un jeune homme de dix-huit ans entre à l'hôpital Necker, salle Saint-Pierre, n° 43, le 6 mars dernier ; c'est un garçon pâle, maigre, d'une constitution chétive, mais sans antécédents morbides. Il raconte avoir fait dans les premiers jours de février une chute sur le siége ; quelques jours après (le 18) il dut s'aliter, éprouvant une douleur vive à la fesse droite ; cette région était tuméfiée, rouge, sensible, au point que le malade ne pouvait se coucher ni s'asseoir de ce côté. A son entrée à l'hôpital on constate une fluctuation évidente.

M. Desormeaux traverse la tumeur de part en part avec un trocart garni de baudruche, et donne issue à un pus épais, grisâtre, strié de sang. Un drain est introduit par les ouvertures du trocart. Des injections de la solution Guibourt sont faites tous les jours. Un traitement interne tonique est institué pour soutenir les forces du malade. Mais la suppuration continuait toujours aussi abondante, en même temps que l'amaigrissement faisait des progrès rapides. Le moindre mouvement, la moindre pression sur les épines iliaques amenait des douleurs violentes dans la région de la symphyse sacro-iliaque droite, dans laquelle on pouvait constater une mobilité anormale.

Les parois de cette vaste cavité purulente sont flasques et se prolongent jusqu'au pli fessier, de sorte qu'on est obligé de poser un deuxième drain pour établir une issue dans la partie la plus déclive.

Le 12 avril, il survient une éruption légère de varioloïde ; cependant l'état général allait de mal en pis. L'amaigrissement était arrivé à un degré effrayant. Il était impossible de toucher le malade par un point quelconque sans lui faire pousser des cris ; les traits exprimaient continuellement la souffrance. Accès de fièvre le soir ; dévoiement ; perte d'appétit et de sommeil.

L'épine iliaque antéro-supérieure gauche est mise à nu par une perte de substance des téguments, résultat du décubitus prolongé sur cette région, et se nécrose bientôt. Le malade est alors obligé de se coucher tout à fait sur le ventre. L'épine iliaque droite subit le même sort que la congénère ; au menton, qui appuie sur l'oreiller, se fait aussi une petite eschare, et pourtant toute autre position est impossible. L'amaigrissement et la fièvre hectique font des progrès rapides.

Le 28 avril, le malade est placé sur le matelas d'eau. Le décubitus dorsal jusque-là impossible est parfaitement bien supporté.

Le soulagement qu'accuse le malade et qui se devine aisément sur sa physionomie, est pour ainsi dire instantané ; la nuit, le malade peut se livrer à un sommeil réparateur, ce qui ne lui est pas arrivé depuis longtemps ; les douleurs se sont amendées, les mouvements deviennent possibles, plus faciles : l'appétit revient et avec lui les forces et l'embonpoint.

En même temps la compression douce et continue du matelas sur le point malade a rapproché l'une de l'autre des parois de l'abcès ; la suppuration a beaucoup diminué. On retire les tubes de caoutchouc.

Le 20 mai, la suppuration est tarie ; les orifices se cicatrisent ;

l'état général est excellent ; le malade s'assied sur son lit et demande à se lever, Il reste encore le mois de juin, se soutenant d'abord sur des béquilles, puis a fait quelque temps le service d'infirmier, après quoi il est sorti pour achever sa convalescence à Vincennes.

Il a été évident pour tous ceux qui ont observé le malade, qu'il n'avait plus que peu de jours à vivre quand il a été placé sur le matelas d'eau, et que sa guérison est due à l'emploi de ce moyen.

Le jeune homme est maintenant entièrement guéri ; il est employé dans une maison de roulage.

— Une femme de quarante et un ans, journalière, rentrant chez elle le 25 novembre dans un état d'ivresse complet, tombe assise dans le feu. Relevée aussitôt, elle est apportée de suite à l'hôpital.

Une potion calmante lui est administrée, mais toute la nuit elle est dans une grande excitation, poussant constamment des cris aigus. La face externe et postérieure de la cuisse gauche est brûlée dans les trois quarts de son étendue au troisième degré ; large eschare entourée de plaques et d'un cercle uniforme, atteint au premier et au deuxième degré ; la partie interne des cuisses et des fesses est couverte de phlyctènes.

Elle est pansée simplement.

La malade, revenue à elle le lendemain après un court sommeil, se plaint de douleurs atroces, pousse des cris dès qu'on l'approche, et redoute le moindre mouvement communiqué à ses couvertures.

Le 27, soit le deuxième jour, on la couche sur le matelas d'eau. Aussitôt les douleurs deviennent tolérables, et cette excitation nerveuse dans laquelle elle se trouvait a cédé.

Les mouvements qu'on est obligé de lui faire faire pour panser ces vastes plaies en suppuration deviennent beaucoup plus faciles, et elle s'y prête elle-même de la meilleure grâce.

— Une jeune fille de vingt ans, couchée à la salle Sainte-Marie, est atteinte d'une carie de l'os des îles avec abcès métastatiques au niveau des deux crêtes iliaques, ayant donné lieu à des fistules. Couchée depuis longtemps sur le dos, elle est dans l'impossibilité de se mouvoir ni d'un côté ni de l'autre. Deux eschares apparaissent bientôt l'une à la région lombaire, l'autre au niveau du grand trochanter gauche : le coccyx est dénudé ;

douleurs insupportables ; la malade ne dort ni jour ni nuit. Pansement avec du diachylon et de la poudre de quinquina. On met la malade sur un matelas d'eau ; les douleurs disparaissent immédiatement ; la malade peut se retourner et changer de position ; le sommeil revient ; amélioration considérable.

Cette jeune fille ayant voulu sortir de l'hôpital avant sa guérison complète, a vu son état empirer, une fois rentrée chez ses parents. Privée du matelas d'eau, elle souffrait comme par le passé de ses eschares, qui s'étaient rouvertes et considérablement étendues. Le matelas d'eau lui fut rendu par un des internes du service qui la soignait chez elle, et aussitôt la même amélioration, le même soulagement se manifestèrent dans les douleurs insupportables que la malade ressentait par suite du décubitus prolongé et de l'impossibilité de faire le plus petit mouvement. La malade mourut phthisique.

— Un jeune homme de vingt ans est couché à la salle Saint-Pierre pour une fracture du corps du pubis et de l'ischion, avec déchirure de l'urèthre, par une masse de glaise dans un éboulement. Le malade est obligé de rester couché sur le dos. Bientôt une eschare apparaît au sacrum : pansée avec du diachylon et de la poudre de quinquina, elle s'étend davantage et devient de plus en plus douloureuse. On met le malade sur un matelas à eau, et la plaie disparaît complétement en quinze jours : la douleur a cessé immédiatement après que le malade a été couché sur ce matelas.

Le malade, privé accidentellement de son matelas pendant quelques jours, recommença à souffrir au siége de ses fractures, tellement que nous avons vu ce pauvre garçon, affaibli par le mal, pleurer en pensant qu'on ne lui rendrait peut-être pas son matelas.

Il est parti, il y a deux jours pour son pays, marchant bien et n'ayant plus qu'une petite fistule au voisinage de la fracture de l'ischion.

L'Abeille médicale du 19 janvier 1863, n° 3, page 22 et le *Journal de médecine et de chirurgie pratique,* tome XXXIV, page 35, rapportent des faits analogues que nous ne croyons pas nécessaire de reproduire et qui, du reste, ne donneraient pas plus de force aux faits si concluants que nous venons de rapporter.

INSTRUCTION

POUR L'EMPLOI DU MATELAS HYDROSTATIQUE OU MATELAS A EAU

Le matelas doit être posé sur le matelas ordinaire garni de son drap *avant d'être rempli d'eau*, à la place qu'il doit occuper sous le malade.

L'eau y est alors introduite au moyen d'un entonnoir, par le tube que le matelas présente à un de ses angles. Quelques malades demandent qu'on ajoute un oreiller sous leur tête.

Dans le plus grand nombre de cas, l'eau doit être introduite à la température de 26 à 28 degrés centigrades, elle acquiert promptement en général la température du corps, et la conserve indéfiniment ; quelques malades, surtout dans les fièvres graves, demandent qu'on la renouvelle pour en mettre de la plus fraîche.

Cependant, si le matelas est destiné à des malades doués de peu de vitalité, l'eau devra être introduite plus chaude (35 à 40 degrés centigrades) et être renouvelée suivant le besoin. Cette opportunité de renouveler l'eau se présente surtout chez les vieillards débilités et chez les enfants nés très-faibles ou avant terme.

Lorsque l'eau doit être renouvelée, on dirige dans un bassin le tube et on ouvre le bouchon pour laisser échapper l'eau ; lorsque le matelas est vidé on l'emplit de nouveau, ainsi qu'il a été dit plus haut, en ayant soin de soulever le malade ou de le porter sur un autre lit pour que le poids du corps ne mette pas obstacle à l'introduction du liquide.

Lorsque le malade est trop faible pour pouvoir être déplacé ou seulement soulevé pendant les quelques minutes que dure l'introduction du liquide, le matelas peut être rempli d'eau sur le plancher; mais dans ce cas il faut avoir soin de mettre entre le matelas et le plancher un drap plié en quatre; deux personnes prendront les coins de ce drap, au moyen duquel le matelas à eau sera transporté sur le lit, sans danger de rupture.

PARIS. — IMP. W. REMQUET, GOUPY ET Cᵉ, RUE GARANCIÈRE, 5.

www.ingramcontent.com/pod-product-compliance
Lightning Source LLC
LaVergne TN
LVHW021056050726
842519LV00005B/1687
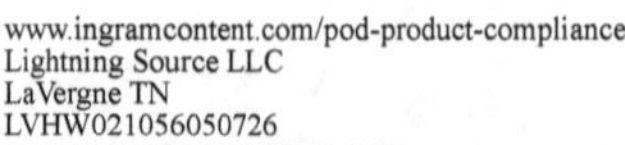